L'Euphorie de mes cinq sens

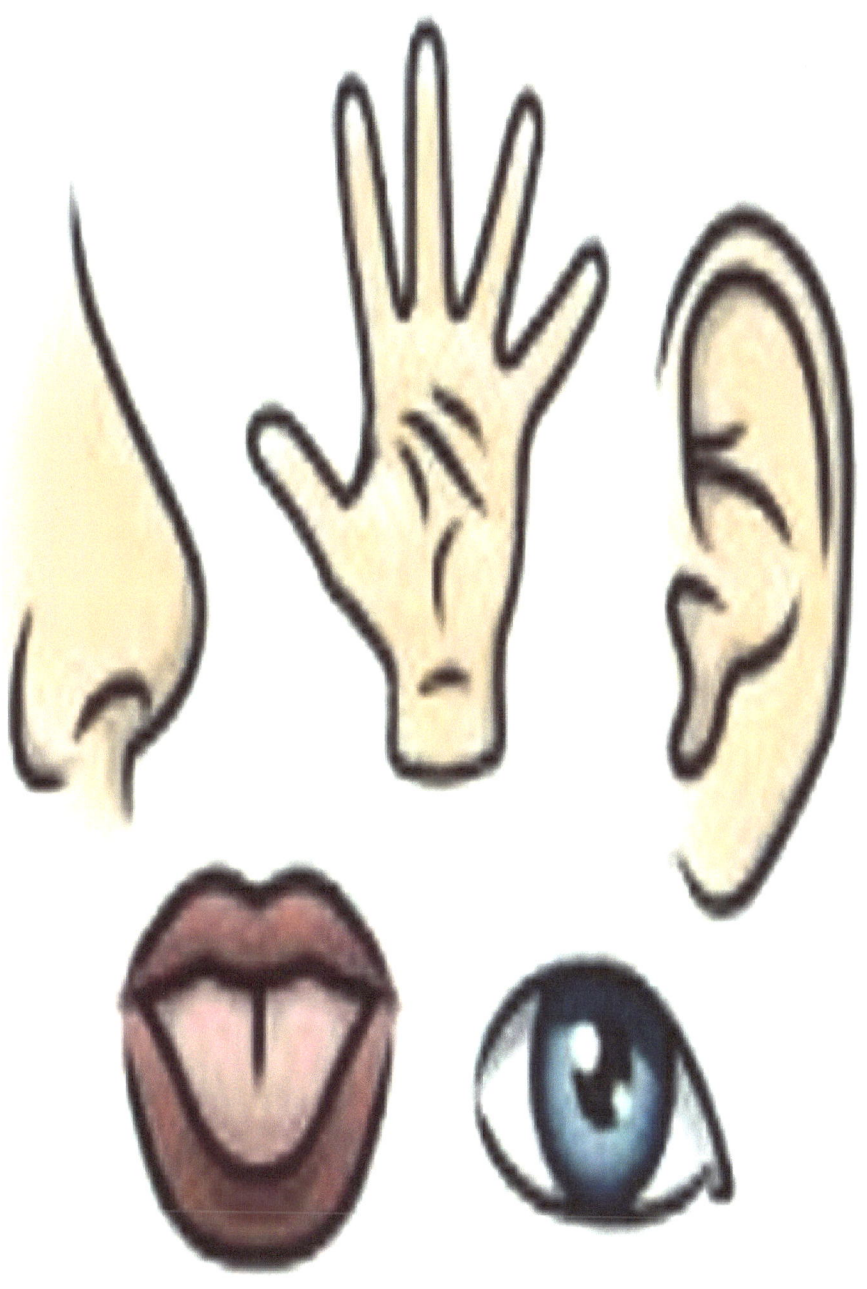

Contents

~Contenu~

~Remerciement~

Mes remerciements s'en vont spécialement au Grand Architecte de l'univers ̦ le Maitre de toutes connaissances ̦ notre créateur.

Et mes salutations les plus sincères s'en vont aussi:

-Aux personnes qui ont mis leurs temps, leurs disponibilités, et autres moyens, les conseils, les aides spéciaux, qui permettent grandement l'avancement du Livre. -Aux personnes qui prennent plaisir de me féliciter, de m'encourager, de mettre uniquement de l'Énergie Positive dans mon Esprit, Grand Merci à eux.

Et une Salutation spéciale à vous qui lisez cette brochure.

Un Grand Remerciement à Tous, Inconnus comme Connus

Une Introduction QU'IL VOUS CONVIENT DE LIRE

Une amie, durant une période dans l'amitié m'a inspiré à écrire un livre, je pensais qui serait mon premier, mais m'apparus un jour, en marchant avec mon frère, le benjamin de ma famille, pour écrire ce nouveau livre. On était deux dans la rue, quand il a pris la parole pour dire : « *qu'il a pris l'odeur d'une de ces amies à lui* ».

Au même moment, j'ai été inspiré pour continuer le fil d'idée, pour embellir la conversation en disant : « Je peux utiliser mon odorat pour sentir votre présence dans mon cœur même si vous n'êtes pas là, physiquement» c'était ma première phrase, qui m'a conduit à extérioriser d'autres idées, en attribuant aussi d'autres organes de mon corps…

Arrivé à la maison, je me suis dit, si je peux inspirer pour utiliser mon odorat, considéré comme un de mes organes pour avouer quelque chose, je pourrais aussi avouer mes souhaits en utilisant d'autres organes. C'est ainsi que je conclue, pour écrire un livre, où je mettrai en évidence mes cinq sens et mon cerveau pour extérioriser mes souhaits, mes désirs, mes sentiments, ma volonté…

Je vous présente, chers lecteurs, chers amis, un extrait du livre, ayant pour but de vous ramener, de vous donner un avant-goût, de vous charmer, afin que vous ayez, vous, qui aimez lire, beaucoup plus de volonté de procurer **le livre**, ainsi que mes autres livres…

Je voudrais attirer votre attention sur la grandeur, la dimension, que vos inspirations puissent avoir, si vous les valorisiez. On est jamais trop petit pour penser, on n'a pas besoin d'avoir beaucoup d'âges pour réfléchir, encore plus, beaucoup d'expériences pour agir, ne vous sous-estime jamais… Pour concrétiser vos rêves, vos imaginations, vos souhaits, vos désirs et le plus important de tous : vos inspirations, Il suffit que vous ayez une foi inébranlable en Dieu, le Divin inspirateur, le maitre de toutes idées, de toutes connaissances. Il suffit que votre relation à lui soit étroite, il suffit que vous croyiez en lui, il suffit de rester connecter à lui dans la méditation, et au final, rien ne vous sera impossible à avoir, aucune barrière ne sera infranchissable pour vous.

Mon slogan qui m'a aidé à concrétiser le livre : « <u>Vendez moi votre nuit, je vous donnerai ma journée</u> » Tout ce que j'inspire au cours de la journée, je les écris, pour les classer durant la nuit, parfois viennent aussi d'autres inspirations durant la nuit, qui me surgis après avoir fait ou eu quelque chose durant la journée. Je les classe toutes, toutes ces idées, je les mets dans mon cahier de note, et pour les regarder, les corriger, au moment convenu, un moment spécial est réservé pour cela.

Pour avoir beaucoup plus d'inspiration, je suis allé au salon, je prends mon piano, en jouant, je ressens de plus en plus le désir d'écrire, je ressens graduellement une dimension intellectuelle, une dimension spirituelle, et même une dimension physique se rapproche de moi, parce que le siège où se trouve mes fesses¸ où je m'assis ; en un mot dans les éléments kinesthésiques¸ je ressens une sorte d'électricité qui traverse tout mon corps, un contact profond avec mon entourage et les objets qui m´entourent. Je ressens toutes les dimensions m'entourent, me pénètrent et me touchent profondément.

Chers Lecteurs, j'aimerais vous avouer qu'aujourd'hui que le temps, quel que soit le moment passé, quel que soit le lieu que vous y soyez, quel que soit ce que vous faites, quel que soit avec qui vous parliez, avec qui vous êtes, quel que soit, tout , absolument tout ce que vous faisiez, ne le sous-estime jamais, ne dîtes pas que le temps soit perdu, laissez-moi vous dire que le temps n'est jamais gaspillé, n'ignore rien, valorise tout ce que vous faîtes, même le temps que vous croyiez perdu avec vos amis, même vos erreurs, valorise les, de sorte que vos erreurs s'agrandissent, avec espoir qu'un jour elles s'augmenteront, et qu'elles se changeront en bien…

L'auteur

Chapitre 1

MES YEUX

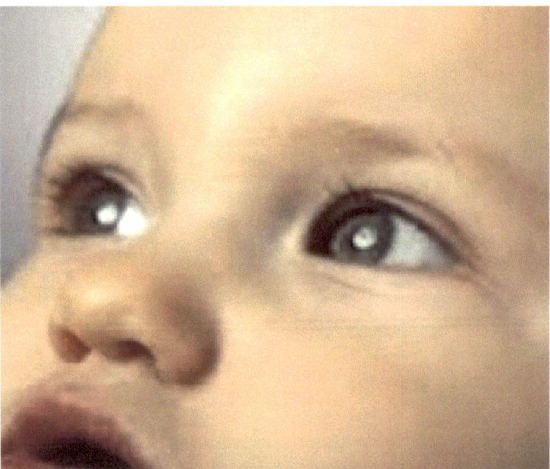

Je voudrais commencer mon ouvrage avec un extrait de l'un des Slams d'un Slammeur Français que j'aime entendre, Monsieur Grand Corps Malade, ayant pour titre : « Comme une évidence »

Voici les vers que j'aime le plus dans le Slam et je vais, vous faire part d'eux : « *J'ai un gros souci, j'ai peur que mes potes se marrent, qu'ils me disent que je m'affiche, qu'ils me traitent de canard, c'est cette pudeur misogyne, croire que la fierté part en fumée, quand tout frapper ton cœur, mais moi cette fois je veux assumer.*

J'ai un autre problème, mais peut-être encore plus lourd, c'est que, je n'aie pas droit à l'erreur quand j'écris un texte d'amour.

Pour tout le reste du texte, je voudrais que ce soit des bombes, si j'écris un texte sur elle, je voudrais que ce soit le plus beau du monde.

Elle ne mérite pas un texte moyen, j'ai l'impression que ça craint, fini de faire mon voyage en train, ça c'est loin d'être évident, moi, je ne sais pas comment on fait pour décrire ses sentiments quand on vit avec une fée ».

J'aimerais faire usage en tout premier lieu de mes yeux pour vous observer avec profondeur, comme dans un microscope, les bonnes et les mauvaises parties qui sont en vous.

-Les Bonnes pour les multiplier chaque jour, pour créer, chaque jour, chaque seconde une atmosphère positive en vous, pour agrandir vos bonnes manières, vos qualités, vos talents, et les utiliser en votre faveur, afin de vous rendre heureuse, afin que tout le monde puisse voir en vous une lumière, plein de couronne, ayant toutes sortes de couleurs.

- Les Mauvaises pour essayer* de les éloigner loin de vous, Elles pourraient quand même apparaitre parfois car le bonheur ne se résument pas seulement aux bonnes, aux biens, il faut parfois qu'il y ait des moments difficiles dans nos vies, afin qu'on ait beaucoup plus d'expérience, et qu'on puisse savoir comment réagir dans chaque situation que nous présente la vie. Aussi pour changer les mauvaises en bien, ainsi je puisse contempler votre beauté, chaque seconde où j'aurai l'opportunité.

Identification

Les ondes lumineuses réfléchies par les symboles et organes de votre corps, ces ondes traversent mes pupilles, puis les couches internes, transparentes de la rétine; pour atteindre la couche externes peuplée de centaines de millions de cellules photo réceptrices. L'image de votre corps s'extériorise temporairement de façon renversée sur mon rétine, elle est renvoyée au cerveau par l'intermédiaire du nerf optique.   Je vous identifierai facilement, et je vous reconnaitrez

C'est le cerveau qui délivre la vision. Cette phase qui met en œuvre l'œil, et une partie du cerveau et que l'on appelle **l'assimilation** est très complexe, bien qu'extrêmement rapide.

La qualité d'assimilation dépend par ailleurs, de multiples façons: externes, comme la luminosité ambiante, et interne, comme mon état générale, ma posture, etc. Et au final, qui me permettrais, non seulement de vous voir, extérieurement, vos organes, vos habits, mais de lire en vous ce qui n'est pas lisible par d'autres personnes, ce qui n'est pas visible, ce qui se trouve à l'intérieur de votre corps, à l'intérieur même de votre esprit, peut-être même de votre âme.

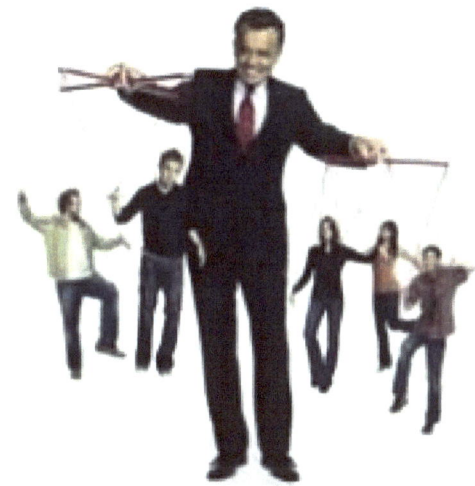

Je vais attribuer mes capacités manipulatoire, avec MES YEUX pour pouvoir vous contempler profondément, pas seulement de l'Extérieure, mais aussi, de l'Intérieur, pour vous charmer avec mes regards extérieure, mais, avec une disposition d'esprit très profond et même hyper profond, si vous me permettez, afin de connaitre votre cœur, sa profondeur, son immensité, sa grandeur infinie, son amour exceptionnel.
En utilisant mes yeux pour vous manipuler, j'essaierai d'inventer, un langage codé, que même la dimension, l'immensité de La Technologie Moderne ne pourrait déchiffrer, ne pourrait décoder, ne pourrait décrypter, que seule nos cœurs, nos yeux soient en mesure de comprendre cet unique langage.

Chapitre 2

MON ODORAT-

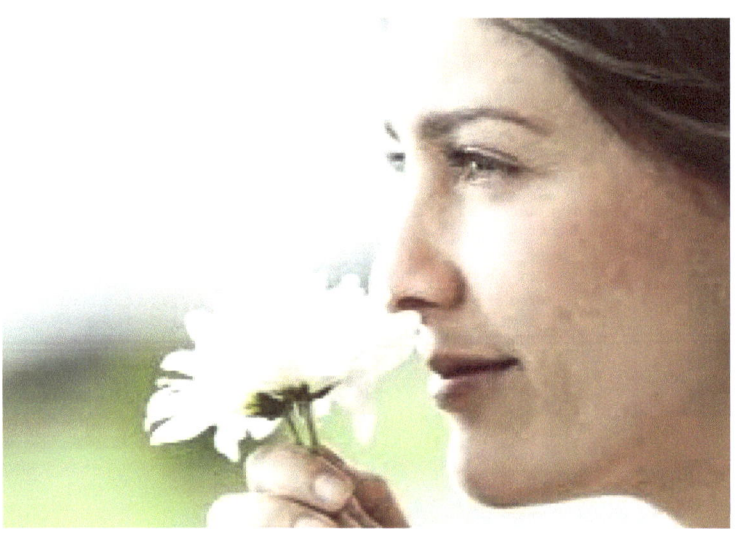

J'aimerais aussi faire usage de mon Odorat, mon nez pour flairer, reconnaitre votre odeur, même si je ne vous vois pas encore, pour percevoir fortement et agréablement votre présence, vos tristesses, vos peines, vos pleurs, et le plus grand, votre cœur. En utilisant mon Odorat, je pourrais pressentir, prévoir votre retour.

Avec les qualités de mon odorat, je pourrais arriver à sentir, non seulement votre odeur, ou du moins votre présence, mais aussi les problèmes, quand quelque chose ne va pas trop bien, quand vous aurez peut-être, des maux de chien, de violentes douleurs, des maux de tête, des douleurs abdominales, des maux de gorge, et les plus douloureux de tous, le mal d'amour, les maux de cœur. Après avoir fini de les sentir, je ferais tout ce qui est en mon possible afin de les résoudre, un par un, et que le pourcentage de votre bonheur s'augmente d'heure en heure, au jour le jour... Je voudrais attribuer MON ODORAT, que je considère comme un organe très important, car c'est lui qui contrôle nos respirations, sans lui, nous ne pourrons pas respirer, et sans cette respiration, nous n'arriverons pas à concrétiser nos rêves, et tous nos projets tomberont à l'eau.

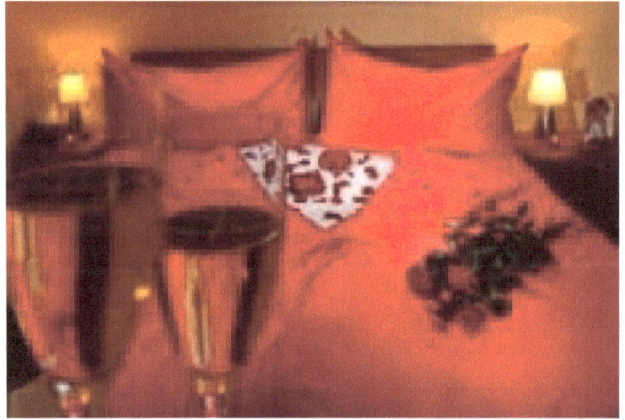

C'est pourquoi, j'aimerais être un homme Romantique, un Romancier parfait à votre guise, qui sera toujours là, pour assurer, pour mettre à jour votre joie, votre bonheur, pour faire en sorte que nous soyons parfait comme Roméo Et Juliette, et que nous puissions imaginer de beaux moments romantiques, ces moments n'existeront que dans notre imaginations, plus personnes ne pourraient les détourner, nous cesserons d'êtres humains, pour pouvoir pousser des ailes, pas n'importe quels ails, des ails en diamants pour pouvoir voler, et aller vivre dans La Lune, là où plus personne, ne pourrait déranger notre moment, Dieu comme Pasteur, afin que le moment soit plus parfait que Jamais.

Vos Ingratitudes, je les enlèverai toutes, je les utiliserai en ma faveur. Même vos Insatiabilités ne pourraient m'empêcher de vous satisfaire, de vous faire vivre tout le bonheur de l'univers…

Un lit exceptionnel, une chambre magnifique d'orées d'or, des parfums en d'émeraude, des lumières naturelles, entourées d'une couronne, cette couronne, ayant des fleurs, des rose de pétales, qui sera dans nos têtes comme marque d'honneur, et que le moment soit illimité, ça durera l'éternité, à tout jamais, nous serons ensemble, à tout jamais nous resterons connectés, à tout jamais nous vivrons ensemble…

J'aimerais vivre, passer, quelques beaux moments romantique avec vous, au bord, d'une plage, dans un parc ; un jardin ayant que des roses de pétales ; une piscine, très spacieuse, avec de la champagne dedans,

J'aimerais l'utiliser, pour sentir, la profondeur des battements de votre cœur, quand il battra plus fort ou moins fort que la normal.

Chapitre 3

MA BOUCHE-

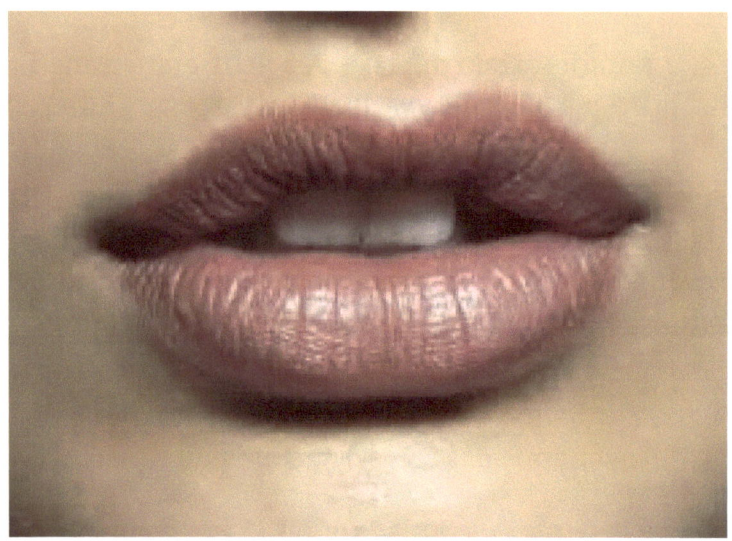

J'aimerais utiliser ma bouche pour vous faire des petites bises, pour vous murmurer des chants doux, mélodieux, pour vous chuchoter aux oreilles des petits mots d'amour, de tous les grands séducteurs du monde, qui vous rendront toujours contente, heureuse, pour vous réciter des poèmes, des plus grands poètes romantiques de l'univers,   à côté de votre lit chaque soir afin que vous puissiez bien dormir, et faire de beaux rêves.

Pour renouveler mes charmes avec mes mots, pour vous recourtiser chaque jour, chaque seconde, chaque fois où, le pourcentage de notre amour se diminue, chaque fois où vous sentez le désir de ne plus m'aimer, chaque fois où vous partagiez notre amour à quelqu'un d'autre, chaque fois où vous aurez le désir de me tromper avec un autre charmeur.

Pour parler à votre cœur dans un langage codé, quand il aura besoin d'un soutien, quand il ne se sentira pas bien, pour le consoler, lui raconter des petites histoires, en rapport parfois à la comédie, quelques fois tragiques, dramatiques, des histoires en rapport à la science-fiction, sans oublier des histoires d'amour.

Chapitre 4

MA LANGUE-

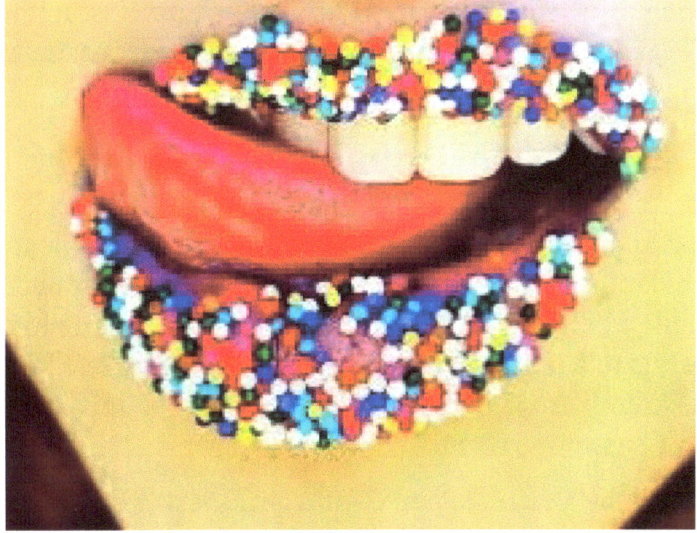

J'aimerais faire usage de ma langue pour goûter, pour exercer mon sens du goût, pour examiner, vérifier la saveur, déguster en petite quantité la saveur de votre corps, vos sueurs, avec une lenteur, en commençant par vos pieds, passant dans vos cuisses, stationnant dans votre appareil génital.

Tout en parcourant, en comptant ses organes, un par un, en commençant par les bords extérieurs et intérieurs de la vulve, tout en continuant ma tâche en faisant un petit stationnement dans votre clitoris, pendant que le moteur de ma voiture continue de marcher, avec un mouvement de va-et-vient, de haut et de bas, d'à droite, d'à gauche, et de rond, un cercle infini, tournant à une limite imprécise.

En redémarrant ma voiture pour continuer le parcourt, en pénétrant doucement, la longue cheminée, jusqu'à la destination du grand Point, le Point extraordinaire, spécial, et merveilleux qu'est le Point G, je resterai là environ une journée, peut-être même des décennies, mais avec un seul objectif, de contempler toutes les qualités du bonheur, et ses amis la joie, le sourire, etc...

Le voyage n'est pas fini, il reste une longue voie à parcourir, mais avec une autre détermination, cette fois-ci, une nouvelle motivation, de nouveaux objectifs.

Étant déjà à l'intérieur, le climat n'est pas assez propice, étant trop coincé ̧ faudrait-il que je me dédouble ̧ que je me sépare en deux. Delà, je commence à monter, le long de votre matrice, dans Utérus, montant jusqu'à sortir par votre nombril. ***Totale confusion*** : une partie de moi ̧ franchissant de l´extérieure ̧ et l´autre partie ̧ faisant un long parcourt intérieurement.

Le Nombril ̧ considéré ̧ comme le point de séparation ̧ je suis en train de pénétrer l'intérieur de votre nombril, traversant la code ombilicale, pénétrer votre estomac, pour continuer le long parcourt intérieurement, passant tout le long de la Grande Rue, le Grand Canal musculo-membraneux, celle de l'œsophage, passant dans le pharynx jusqu'à arriver à destination, celle de sortir par votre bouche, l'unique organe que je considère comme le plus couteux, ayant des lèvres, si suave, des dents si magnifique, des gencives si précieuse et une langue si épaisse, si fort, si solide, qui a la capacité de déterminer toute sorte de saveur, ayant des papilles gustatives pour percevoir les choses douces, amères et salées.

Delà¸ Mon autre moitié ne reste pas immobile¸ étant de l´extérieur¸ au cours de route¸ elle rencontre toutes sortes de montagne¸ la route n´était pas sans obstacle mais¸ des obstacles constructible¸ des obstacles¸ ayant des buts précis¸ une importante destination.

Sortant du nombril¸ **Ma langue**: elle se mette à parcourir avec une telle précision¸ une telle fermeté¸ que¸ pour rien au monde elle ne pourrait se laisser détourner de son travail¸ de sa tâche.

Elle se tourne en rond¸ autour du nombril avant de pouvoir monter¸ doucement¸ fermement à l´extrémité des grandes côtes¸ passant juste au-dessus du sternum¸ tout en percevant la forme du sternum¸ en continuant de monter, en rond, autour des grandes balles, celles des seins, ayant une pointe, semblable à celle du Pic Makaya, tout en essayant de le monter avec un effort, de le gravir, étape par étape, jusqu'à le rendre sensible¸ pour produire le lait si possible. Tout travail mérite un salaire, fatigué, durant tout le parcourt, faudrait-il je boive un peu de liquide, quel que soit son goût, pour pouvoir passer ma soiffe.

Après avoir été nourrit, et allaité, Je peux enfin conquérir le palais, je peux enfin rouler, juste pour arriver à destination. Je redémarre mon véhicule, en respectant les feux de signalisations de votre corps, ceux qui m'ordonnent à ralentir, à s'arrêter, et s'en aller rapidement que possible.

C'est à ce moment, en continuant de rouler, je passe ma langue, autour de vos clavicules, montant dans vos épaules, dans vos bras, clignotant votre épiderme, passant tout autour de vos mains, dans la paume, de vos doigts, et toutes ces extrémités.

Oh ! Quel tort, j'ai commis, j'ai laissé ma destination, pour une autre route. Faisant un demi-tour, jusqu'à arriver au grand carrefour, dans cette intersection si large qu'est le milieu du sternum, j'ai le choix: soit de réussir, soit de prendre le chemin de l'échec. Malgré votre incapacité de résister, de résister à mes roues, à mes coups de volants, je ne valorise trop votre volonté, je continue de monter, C'est là, enfin je me sens maintenant presqu'au bout de ma conquête.

Je vais gravir une grande montagne, les découragements existent, mais la volonté, les désirs, en sont beaucoup plus. Je monte, à la vitesse la plus grande, *"La première"*, pour pouvoir bien gravir cette montagne. Je roule, je roule autour de votre cou, faisant des ronds, passant autour votre nuque, de votre œsophage ; la partie extérieure, presqu'enforme de la ressort de ma voiture, montant dans vos mâchoires, la partie osseuse dans lesquelles les dents sont enchâssées, faisant un rond autour de Ma Grande conquête qu'est **la bouche**, Et c'est à ce moment, ce moment si précieux, que la mienne, **Ma langue**, qui était à l'extérieur, se joindre avec la vôtre qui était déjà à l'intérieur, pour célébrer une union, un mariage si unique, si harmonieux, que, plus personne n'ose imaginer, n'ose penser, diriger par le pasteur de nos cœurs, et ayant pour témoins : nos dents, nos yeux, nos nez, nos mains, nos pieds et tous autres organes de nos grands corps qui assistent à cette grande rencontre tout en mordant, en regardant, se sentir ce qui se passe, en chantant, en exclamant toutes sortes de cris, ceux des oiseaux, des miaulements, des croassements, des hennissements, en applaudissant l'évènement, en touchant avec douceur, en caressant, en frappant, etc…

Oh ! Quel beau Jour, le plus extraordinaire de toute ma vie, où tous mes organes, se travaillent au même moment, à l'unisson, sans cacophonie, harmonieusement, sans mésentente.

Quel bonheur ! J'aimerais le vivre toute ma vie, chaque seconde…

Chapitre 5

MES DENTS

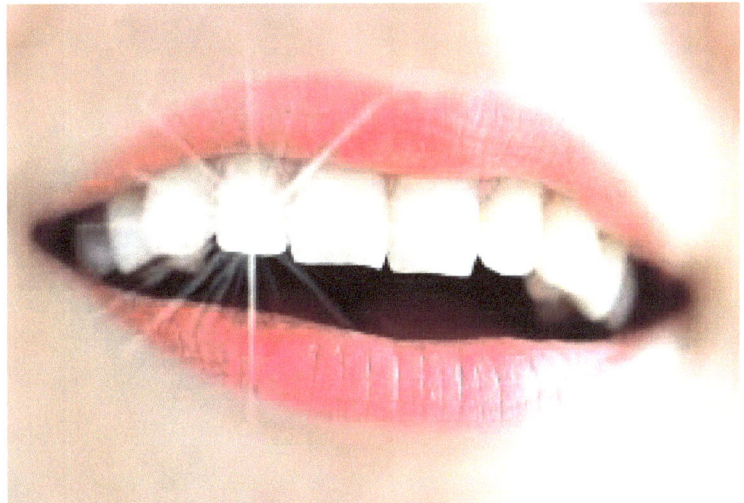

Considéré comme l'un des organes les plus durs de notre corps, après l'assemblage de nos os, en commençant par ceux de nos têtes, de nos crânes qui est la partie squelettique, qui évoque l'image de notre squelette, destinée à protéger l'encéphale, nos pensées, notre cerveau, nos désirs, celle de rester unis toutes nos vies, celle qui coordonne tous nos muscles, l'organe contractile, assurant nos mouvements. C'est aussi l'un des assistants de notre mariage, le mariage qui se réalise à l'église, L'église de notre Volonté.

J'aimerais utiliser mes dents pour vous mordre, vous déchirer, déchirer tous vos organes, un par un, pour vous inciser, pour trancher, points par points vos défauts, les mauvaises parties qui sont en vous, vos peurs, vos cris, vos larmes, pour compter goutes par goutes les liquides secrétés par vos glandes lacrymales.

Je l'utiliserai plus souvent en accord avec la langue, où que ma langue passe dans votre corps, mes dents seront toujours là pour faire la déco, pour laisser des traces qui prouveraient que nous avions passé, mais avec précaution de ne pas laisser des traces de sangs, ce serait trop douloureux, même si je sais que vous aimez ça parfois…

Je serai toujours là pour vous. Que ce soit ce que vous voulez, ni la douleur, ni la sensibilité, ni la douceur, ni la rage, ni les mous, ni les durs, ni les gentils, ni les mauvais, je serai toujours là pour vous les donner, au signal de votre volonté.

Chapitre 6
MES MAINS

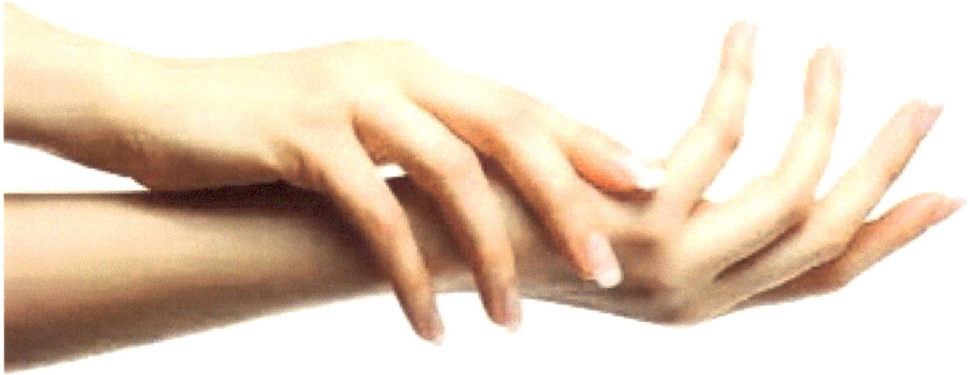

Mes Mains principalement pour vous porter dans mes bras, l'un des organes qui assiste à nos unions, et qui a pour rôle d'unir nos corps, de nous permettre de percevoir des sensations qui nous permettent de mieux connaitre, physiquement, le corps de l'un, et celui de l'autre, afin que le mariage soit heureux et parfait, et que nous puissions avancer à grand pas vers l'orgasme, pas n'importe quelle orgasme, pas n'importe quelle façon, pas n'importe quelle méthode, c'est l'orgasme du bonheur.

Quand vous vous sentirez délassé par les soucis de la vie, mes mains seront toujours là pour vous dorloter, vous caresser, pour percevoir la douceur de votre corps, je ferais usage de mes mains pour vous baigner, pour vous habiller, pour enlever toutes choses de nuisible posant sur votre corps

Pour vous jouer des mélodies d'amour, qui ajoutera un peu de sourire à vos lèvres si suave, si fine, pour écrire, graver dans votre cœur mes mots les plus sincères, les plus franc, les véridiques qui sortiront du plus profond de mon être...

Elles seront toujours près et disponible pour agir contre toutes types d'attaques que la vie mettra sur votre chemin...

En accord avec ma langue, mes dents, elle prendrait bien soin de faire son travail. J'utiliserai mes ongles pour pincer vos organes, pour contrôler chaque organe et connaitre leur malléabilité, mes doigts pour en être sur qu'ils sont mous, durs, souples, spongieux, etc....

Chapitre 7

MES PIEDS-

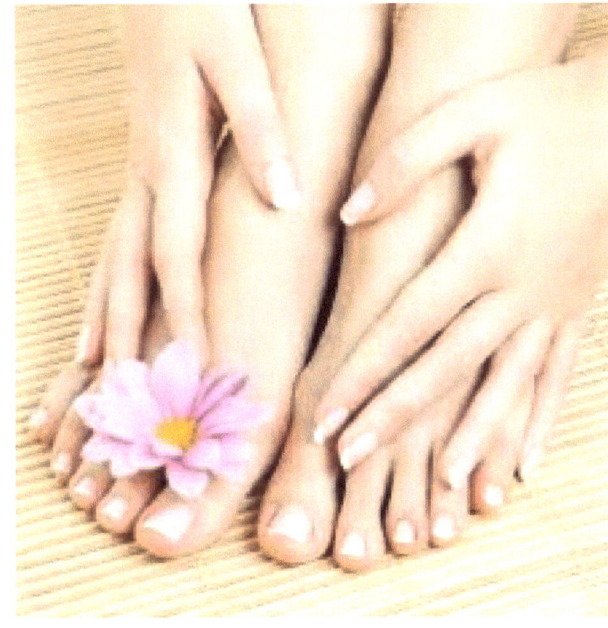

Mes pieds principalement pour aller aussi loin, aussi loin que la réception de notre mariage pourrait se célébrer, même dans la Lune, je suis prêt à aller, aussi loin que le bonheur puisse être, aussi loin des désirs de votre cœur, aussi loin que vous vouliez, et pour vous mettre sur mon dos en cas de détresse, jusqu'au bout de la destination, celle du bonheur, d'orgasmer, de fantasmer...

Chapitre 8

MES OREILLES

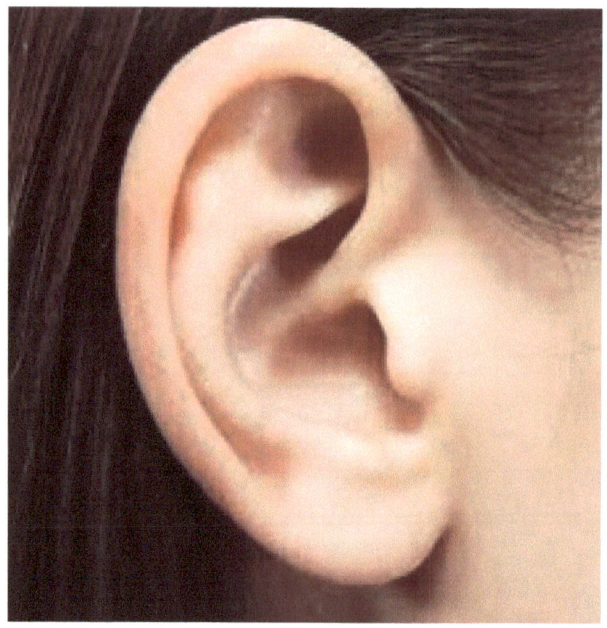

J'aimerais faire usage de mes oreilles, pour entendre les battements de votre cœur, pour l'empêcher de battre plus fort et moins fort que la normal, pour entendre vos cris, si mélodieux, si durs aussi en cas de souffrance. Pour entendre vos désirs, vos passions, votre voix, vos humours, et pour enlever les gangues, les parties impures qui empêcheront votre cœur de battre aussi fort que le bonheur.

Je ferais vos oreilles l'organe le plus sensible au son, pour entendre et déterminer quel que soit les type de mélodies, celles des grands de l'Antiquité, même les vibrations, quel que soit les types de voix de vos proches, de vos amis, même l'aboiement d'un chien, ceux des autres animaux…

Chapitre 9

MON GRAND CERVEAU-

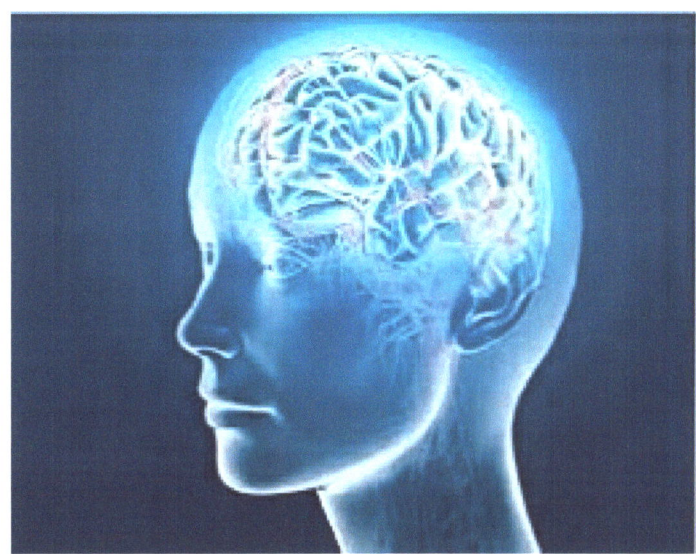

J'aimerais faire usage de mon grand cerveau, afin de relier tous les cinq sens de mon unique et précieux corps. Pour les coordonner, les administrer, pour les unir, parfois ils auront des difficultés, pour les conseiller, dans les moments les plus atroces, les plus sombres, les plus douloureux, douloureux au sens physique et morale de leurs travaux.

Tout en continuant d'utiliser mes cinq sens, à notre disposition, bien sûr, pour vous faire vivre tout le bonheur du monde, pour créer des conditions de vie parfaite, parfaite à votre guise.

Monsieur Valéry Numa, dans son film « VOCATION » J'ai appris comme leçon, de ne jamais laisser, quiconque, plus personne définir ce que vous aimeriez être, ce que vos capacités vous dictent, encore plus ce qu'elles veulent, personne ne peut définir votre destin, Même votre père, même vos parents, personne ne peut concrétiser vos rêves pour vous, à part vous, et l'aide de Dieu.

C'est pourquoi, avant d'entrer d'emblée dans la troisième partie, question d'attribuer mes cinq sens à tous les doctorats que je puisse avoir, je voudrais vous expliquer, vous prouver un peu ce, qu'avec mon grand cerveau je puisse faire, pour mon bien et pour votre bien, Grande Reine…

Je ferais tout ce qui est en mon possible afin d'enlever toutes sorte de phobies, de peur qui existe en vous, androphobie, atychiphobie, philophobie, bibliophobie, gamophobie, glossophobie, et même pour enlever les peurs des phobies (phobophobie), et que vous puissiez, à la fin n'arrive à peur de rien, et pour pouvoir franchir toutes sortes d'obstacles.

Dans leur livre, Kay Kuma et Francesc X. Gelabert, page 286, Ils conseillent à Tous Leurs lecteurs de Penser avec L'Hémisphère Droit. Voici ce qu'ils disent:

« Aujourd'hui, il est notoriété publique que les deux côtés du cerveau ont des fonctions différentes. L'Hémisphère gauche est généralement analytique, verbal, logique, scientifique et temporel. L'Hémisphère droite est plus visuel, spatial et nonverbal, intuitif, conscient des couleurs, émotionnel et non temporel. Notre façon de penser affecte chaque aspect de notre vie, y compris nos idées, attitudes, paroles et actions. Chez certains, un hémisphère est plus développe que l'autre.

Il est merveilleux d'agir avec le côté droit, d'être créatif, artistique, musical, et plein d'imagination. C'est penser à la manière d'un artiste.C'est être indépendant. Mais ce n'est pas tout. Il est également nécessaire d'être analytique, logique et raisonnable, de comprendre la cause et l'effet. C'est ce qu'on appelle l'équilibre. Les deux côtés du cerveau doivent se développer et murir en harmonie.

Notre pouvons dire que les réalités palpables ou évidentes viennent du côté gauche et les convictions, du droit. Les faits sont traités par l'Hémisphère gauche, et les convictions, par l'Hémisphère droit. Les doctrines, les textes Bibliques, qui nous donnent des preuves et une base pour nos convictions, ainsi que les certitudes biologiques sont traités par la partie gauche du cerveau. L'expérience et la connaissance empirique sont de la partie droite.

D'une certaine manière, ceci est en harmonie avec le concept d'intelligence émotionnelle attribué à Wayne Payne et popularisé par David Goleman, à la fin du siècle dernier, dans son livre Intelligence émotionnel. L'Intelligence émotionnelle est définie comme «La capacité à reconnaitre nos propres sentiments et ceux des autres, nous motiver nous-mêmes et à bien gérer nos émotions» (p.368, 1999). C'est pourquoi, bien que les sentiments aient leurs raisons, la raison doit toujours savoir et pouvoir les contrôler. Selon le plus grand des sages : « Mieux vaut être lent à la colère que puissant, mieux vaut savoir se dominer que de conquérir des villes » (Proverbes 16 :32).»

Ainsi, je voudrais utiliser mon cerveau à des biens précis, des objectifs bien déterminé, afin de pouvoir subvenir à mes besoins, mes nécessités, mes envies, à concrétiser mes rêves les plus chères.

Mon Cerveau, l'organe, extrêmement couteux, le plus important, de mon corps, l'administrateur, j'aimerais l'utiliser à des fins spéciales.

Avant tout, avant de parler de ses importances et ses fonctions, des grandes choses qu'il peut faire, Je décide de vous parler d'abord de ceux qui nuiront le cerveau que nous ne devons pas faire et une alimentation saine pour la maintenir en Santé, en vie, afin que le climat lui soit propice pour bien assurer son rôle, qu'est Administrer, Manager, etc.

A- les Rumeurs, les choses d'ordres négatives, positives courantes qu'on parle si souvent d'eux, et que nous négligions, presque souvent, nous n'y prêtons pas attention.

➢ Comme **La masturbation**, considérée comme un des plus grands destructeurs du bon fonctionnement du cerveau, et que nous allons, sous-peu vous décortiquer ce qu'elle est.

La Masturbation : Quelques définitions des dictionnaires vérifiées : C'est une pratique, ou du moins, Pratique sexuelle consistant à stimuler les parties génitales (le plus souvent avec les mains) dans le but d'obtenir où de donner du plaisir.

-Activité *Improductive* :Qui ne rapporte aucun avantage sur le Plan Matériel. Médicalement, Elle se dit de toute activité physiologique qui ne donne pas de résultat utile.

En un mot, La Masturbation, en elle, rien de nouveau, elle ne fait que, vous détruire, Physiquement, Mentalement.

· **Comment y remédier, cesser totalement**

C'est une chose qu'on dit souvent qui n'est pas facile à traiter, même les documentaires en parlent. Pourtant, au début, sans sacrifice, ça parait difficile, presqu'impossible.Mais, avec le temps, vous aurez la capacité de maitriser votre cerveau, de le contrôler, de l'ordonner de faire, d'ajouter, d'enlever, quoi que ce soit qui pourrait se trouver dedans.

Dans les paragraphes qui suivront, vous allez découvrir, étape par étape, comment faire surface aux choses négatives de notre corps, les défauts, etc. Il ne restera qu'à vous de les mettre en pratique, de les utiliser, en votre faveur.

ETAPE 1 - LA BASE

Pour être en mesure de commander votre cerveau, faudrait-il   que votre corps, votre esprit, votre âme, soient disposés, à remplir leurs tâches.

Il y a une base à avoir, c'est celle de mettre de l'ordre dans votre vie, en quelques sortes ajoutées des principes, essayer de contrôler votre temps, secondes par secondes, heures par heures; cesser de faire des choses qui nuiront le bon fonctionnement de celui-ci, comme les films Pornographiques, l'Alcool, le Tabac, et autres choses négatives entrant, soit par nos organes, par exemple, des choses que nous écoutions, entendions, parlions, regardions, et celles que nous extériorisons aussi.

ETAPE 2 - LES PRÉLIMINAIRES

Pour débuter les préliminaires, faudrait-il que vous vouliez vraiment mettre en application les bases, tout en essayant de convaincre votre cerveau de jour en jour à s'y habituer, et au final, il restera intact, le résultat sera satisfaisant; mais avec une seule condition, de faire des sacrifices, de mettre les choses au clair, faites toujours des efforts, ne découragez pas, même si les résultats ne sont pas, visiblement apparus. Continuez, avec courage, avec espoir, qu'un jour vous serez satisfait.

Les préliminaires: Si vous aimez boire de l'alcool, vous pourriez pratiquer les préliminaires, avec soin, avec précaution et prudence bien sûr, et surtout avec précisions, sans négliger la prescription et vous obtiendrez un résultat satisfaisant. De même pour les masturbateurs, et toutes autres personnes voulant enlever des défauts psychiques.

2-1 Lespréliminaires doivent, ordinairement débuter avec une série de répétitions continues, par exemple: si vous voulez vraiment arrêter de fumer, essayer de ne pas fumer pendant, au moins une semaine, la prochaine fois ce serait pour deux (2), pour trois(3), pour quatre (4), un moins et demi, deux (2) mois, trois (3) mois, ainsi de suite, jusqu'à ce que vous auriez le résultat que vous attendiez tant, celui de cesser de le faire.

L'objectif de cette série de répétition, c'est pour donner à votre cerveau des habitudes qu'il devrait s'adapter obligatoirement à des fins efficaces. Cette série chronométrée donne beaucoup de résultats, il suffit de le mettre en pratique, et vous constateriez les résultats par vous-mêmes.

2-2 Un état d'esprit positif: Pour vaincre la peur de réussir, la peur de faire face à votre problème, la peur de braver des difficultés, faudrait-il que vous ayez un état d'esprit sain, faudrait-il que vous soyez plus positif, ne pensez même pas aux choses négatives qui pourraient surgir d'un moment à l'autre. Honnêtement, les choses négatives feront surfaces, les choses négatives prendront pieds, je vais me contredire en vous avouant de ne pas les ignorer, en tout cas pas totalement, par le fait qu'elles contribueront en vous donner de nouveaux espoirs, de nouvelles possibilités. En connaissant votre ennemi, les choses négatives, vous saurez comment les vaincre et pour ajouter des choses positives à votre vie, toutes, sont vos amis...

ETAPE 3 - LES SACRIFICES À FAIRE, ET L'OBTENTION DE VOS RÉSULTATS.

C'est vous qui savez la gravité de votre situation, et c'est vous qui devez limiter vos dégrées de sacrifices, n'essayez pas trop d'exagérer, rester là où vos pieds pourraient vous emmener, bien que, dès fois il demande une certaine exagération, mais ce n'est pas dans tous les cas.

Dans son livre : La Puissance de votre Subconscient, voici comment le Docteur JOSEPH Murphy développe quelques grands points.

La Technique du Sommeil

Vous pourrez vous entrer en état de somnolence, l'effort est réduit au minimum, l'esprit conscient est alors submergé dans une grande mesure car au moment où nous nous endormons, et à l'instant où nous nous réveillions, le subconscient est à son degré d'activité le plus intense. Dans cet état, les pensées négatives qui tentent à neutraliser notre esprit empêchant ainsi son acceptation par le subconscient n'existe pas. Supposons que vous désiriez vous débarrasser d'une fâcheuse habitude ; Installez-vous confortablement, Détendez votre corps et calmez-vous. Entrez dans un état somnolent et dites paisiblement en maintes et maintes reprises comme dans une berceuse : Je suis complètement délivré de cette habitude en moi, l'harmonie et la paix de l'esprit règne en maitre. Répétez cela lentement avec fois pendant cinq ou dix minutes soir et matin. Chaque fois où vous répétez ces mots, leurs valeurs émotionnelles s'accroissent. Lorsque vous vous sentez pousser ou céder à vos mauvaises habitudes, répétez cette formule à haute voix ; Vous inciterez le subconscient à en accepter l'idée, et la guérison suivra.

Les Trois Pas vers le succès dans la prière.

1- Considérer le problème
2- Accepter la solution que le subconscient connait
3- Détendez-vous dans le sentiment, la conviction profonde de l'accomplissement.

N'affaiblissez pas votre prière en disant : je voudrais ben être guéri, ou, je l'espère. Votre sentiment dans le travail qui est à faire, est le patron. L'harmonie vous appartient. Prenez conscience que la santé est à vous, devenez intelligent en devenant un véhicule de l'infini puissant du subconscient. Soyez convaincu en présentant l'idée de la santé à votre subconscient, puis détendez-vous. Débarrassez-vous de vous-même; dites à la condition ou à la circonstance qui vous occupe : cela aussi passera. Par la détente, vous impressionnez votre subconscient, permettant à l'énergie cinétique qui supporte votre idée de prendre le commandement et de l'amener à la réalisation concrète.

La loi de l'effet inversé

Pourquoi vous obtenez parfois le contraire de ce que vous recherchez ?

Le célèbre psychologue français qui vint faire un séjour en Amérique, il-y-a environ quarante ans définit ainsi la loi de l'effet inversé : Lorsqu'il y a conflit entre l'imagination et la volonté, c'est toujours l'imagination qui l'emporte. L'effort mentale se fruste invariablement lui-même aboutissant toujours à l'opposé de ce qui est désirée. Les suggestions d'impuissances a surmonté l'état des choses dominent l'esprit. Or le subconscient est toujours contrôlé par l'idée dominante. Votre subconscient va accepter les plus fortes des deux propositions contradictoires. Le travail fait sans effort est le meilleur. Si vous dites : Je veux guérir mais je n'y parviens pas, je fais tant d'effort, je m'efforce à prier, je me sers de toute la puissance de volonté que je possède. Il faut que compreniez que votre erreur réside dans votre effort. N'essayez jamais de contraindre votre subconscient à accepter votre idée en exerçant votre volonté. Je vous le répète : De tels efforts sont voués à l'échec, et vous obtiendrez le contraire de ce pourquoi vous priez.

Voici une expérience tout à fait commune : les étudiants qui se présentent à un examen ont l'impression en relisant leurs cours d'avoir tout à coup tout oubliés leurs connaissances. Leurs Esprits est affreusement vide. Ils sont incapables de rassembler leurs idées. Plus ils serrent leurs dents et font appels aux forces de la volonté, plus les réponses qu'ils cherchent semblent les fuir. Mais aussitôt qu'ils sortent de la salle d'examen, la tension mentale se relâchant, les réponses qu'ils cherchent des pressent d'accroissement dans leurs esprits. En faisant l'effort de s'en souvenir, ils causent eux-mêmes leurs échecs. Voilà un exemple de la loi de l'effet inversé qui fait que l'on obtient le contraire de ce pourquoi l'on a prié ou de ce qu'on l'a demandé

Un terrain spacieux, mais limité, des adversaires, des amis. Tous, sur votre passage, il suffit de savoir comment refuser, accepter, prendre, donner, afin que vous obtiendrez des résultats satisfaisant. Je vous souhaite déjà, bonne chance, et surtout marquez de beaux buts...

➤ Fini de savoir comment enlever, faire faces aux choses négatives de votre vie, par l'intermédiaire de votre cerveau, et d'y remédier. Maintenant, nous allons découvrir, ensemble toutes les bonnes, les magnifiques capacités qui sont en vous, de les exploiter, juste à des fins spéciales, et pour que votre bonheur soit, de jours en jours, plus merveilleux.

Tout en essayant de recopier les mots de Quentin Cottereau, dans son blog :http://www.outilsdumentaliste.fr.

Je vais, à partir de ces mots débattre, détaillé un peu, en large son Sujet : "Apprendre à Apprendre"

Depuis votre naissance, vous avez dû apprendre.   Apprendre à marcher, à parler. Puis, vous avez commencé à apprendre à lire, apprendre les règles de grammaire, les Mathématiques, l'Histoire, la Géographie.

Maintenant, il vous arrive encore de devoir apprendre certaines choses, mais là, c'est le drame. Alors, qu'avant, tout rentrait dans votre tête de manière claire, désormais, vous passez des heures de travail avec des résultats parfois décevants.

Qui vous a appris à vous servir de VOTRE Cerveau ?

Même lorsque vous étiez enfant, certaines choses étaient difficiles à apprendre, vous avez peut-être même était catalogué comme « Élève en difficulté »

Et pourtant, la vérité est que vous n'étiez pas, et que vous n'êtes toujours pas un élève en difficulté !

La vérité est que personne ne vous a appris comment apprendre. L'École en générale, car elle nous permet de découvrir tellement de choses, de développer nos capacités d'apprentissage.

Mais en même temps, elle nous bride entièrement. Personne ne nous a jamais montré comment apprendre. Que ce soit les règles de conjugaison, les tables de multiplication, la poésie, l'histoire, et j'en passe.

Au mieux, vous avez reçu quelques « trucs », comme répéter, encore et encore.

Et pourtant, **il EXISTE des techniques de mémorisation efficaces ! Elles permettent d'apprendre mieux et surtout plus vite !**

Elles n'ont rien d'ésotérique et tout le monde, je dis bien tout le monde peut les appliquer !

En fait, certaines existent même depuis Cicéron. Le But de ce livre est de vous dévoiler les bases.

Ces techniques donnent des résultats qui peuvent paraitre vraiment hors du commun. Et Pourtant !

Si nous arrivons, pourquoi pas vous ?

Aucun de nous n'est un génie, nous sommes comme vous, des personnes qui ont envie de s'améliorer, de se développer leurs capacités

Aujourd'hui, nous avons envie de partager nos connaissances à un maximum de monde. Pour qu'après les avoir appliquées, après qu'elles vous aient apporte ce que vous cherchiez, ce soit à votre tour de les faire découvrir à vos proches. Et ainsi de suite…

En tout premier lieu, je voudrais utiliser mon cerveau, afin de pouvoir apprendre vite, n'importe quelle chose, ni les vocabulaires d'une langue étrangère ni les noms des personnes, ni les leçons, toutes choses, pouvant m'aider dans quoique ce soit dans la vie…

J'aimerais aussi utiliser mon cerveau afin de devenir des maitres en Télépathie, Télékinésie, Radiesthésie, Psychométrie, en parapsychologie, etc.

Mon cerveau, j'aimerais avoir un contact précieux avec mon subconscient, pour pouvoir mieux le connaitre, et au final, je pourrais bien le contrôler, pour faire valoir mes désirs les plus chers, les plus précieux.

Conclusion

Mes cinq sens, elles sont d'une très grande utilité, malgré ces capacités à construire, à gérer, à manier, à détruire aussi, je ne suis pas totalement soumis à eux parfois, et vous pouvez comprendre, que, souvent, il vous faudrait un sixième sens, à la manière des Handicapés, comme a dit Monsieur Grand Corps Malade dans son texte, et ce sixième sens, c'est juste l'envie de vivre.

L'unique raison qui me pousse à écrire cet ouvrage c'est par le fait qu'on me prenne : presque tout le monde, mais souvent les filles, elles me prennent pour un idiot, un con, un hyper nul. Réellement, je le suis, mais, je ne croyais pas que ce serait l'unique raison pour laquelle, je passerai pour ce que je ne suis pas!

Malgré mes formations, mon éducation, mes recherches sur tous ce qui pourrait empêcher, modifier, encore plus arrêter cette conception de moi, qui me rend, si paresseux, si nuisible, si pertinent, si drôle parfois, je n'arrive pas vraiment à prouver aux gens, ceux de mon entourage, principalement les filles, que je ne suis pas la personne qu'elles prétendent que je sois, réellement.

Alors je me suis dit, qu'en globalisant ces formations, ces conseils, tout en imaginant la façon dont j'aimerais que mon couple soit, dans le futur, j'écrirai, un livre, où je mettrai tous ce que j'avais dit plus haut en exergue. Et qu'avec mes plus simples capacités, et mes plus minimes expériences, je puisse créer une atmosphère Positive en moi, principalement, et aussi, en toute intégralité, dans mon entourage et qu'à la fin, les gens puissent enlever totalement les conceptions qu'ils avaient de moi et que je puisse vivre comme je le souhaitais depuis des temps.

Et qu'enfin, où que je sois, à mon âge, mon physique, visiblement, extérieurement, on ne me dévalorisera plus, et même s'ils admettent que mes capacités sont grandes, et qu'ils me considèrent toujours comme un Vaut-Rien, je continuerai d'avancer, peu importe, et jusqu'au jour, où ils sauraient mes capacités, ma vraie nature, mes vraies qualités, ma vraie force, mes vraies muscles.

J'ai lu quelque part, pour être grand, il faut d'abord été Petit, pour être beau il faut d'abord été Laid, pour être fort, il faut d'abord été faible et aussi pour être excellent, il faut à l'avance, vous étiez un nul, pas totalement nul, mais, faudrait-il que vous ayez été pauvre de mentalité avant. Souvent les gens pensent qu'au cours d'une conversation avec euh que je suis : soit je suis un animal, soit je suis un fou, mais ils se trompent fort, et parfois j'admets je le suis, pour m'améliorer. .

Je conseille à tous ceux, qui veulent être quelqu'un dans leurs futur, qu'ils ne se laissent pas impressionner, peut être bien, mais pas complètement, par n'importe qui, qui souhaiterait les dévaloriser, Mais plutôt qu'ils utilisent ces dévalorisations, ces conseils, ces minimisations à leurs profils, et qu'ils puissent devenir fort, excellent, un sage, un grand parmi les grand et qu'au final, il puisse arriver à concrétiser ces rêves les plus profondes, les plus sincères...

RÉFÉRENCES BIBLIOGRAPHIQUES

- Grand Corps Malade / Comme une évidence – Sources d'images: Google - Kay Kuzma et Francesc X. Gelabert : *La vie abondante, 2*[e]*Edtion, septembre 2013, 365 pages, IADPAimprimerie.*

- Monsieur Émile Bréhier (1876 - 1952) : *La Philosophie du Moyen-Âge (Édition de 1949)*

- Monsieur Henri M. DORLÉANS, *Change toi- toi même et change ton pays* : Chapitre XII, page 96, Recher-che de l'excellence, Edition - MonsieurRaymond Désiré *: Réussir votre vie Sentimentale,* Edition septembre 2015, Imprimerie Dar-lie. - Monsieur Valéry Numa, son film « *VOCATION* ». -Monsieur - Monsieur JOSEPH Murphy *Le pouvoir de votre subconscient,*Chapitre V - *Legendre, R (2005), Dictionnaire actuelle de l'éducation,Montréal,* Gérin Éditeur - *Le Robert illustré et Internet,* Nouvelle Edition millésime 2016 –*Larousse Dictionnaire Maxi Débutants*

- *Dictionnaire des Synonymes et des Antonymes,* Editions Fides, 2003, Canada

www.ingramcontent.com/pod-product-compliance
Lightning Source LLC
Chambersburg PA
CBHW041830280526

45792CB00006B/2038